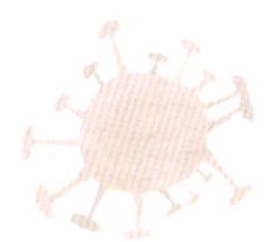

护心防疫

面对疫情的心理调适手册

北京大学心理与认知科学学院
中国心理学会临床心理学注册工作委员会 主编

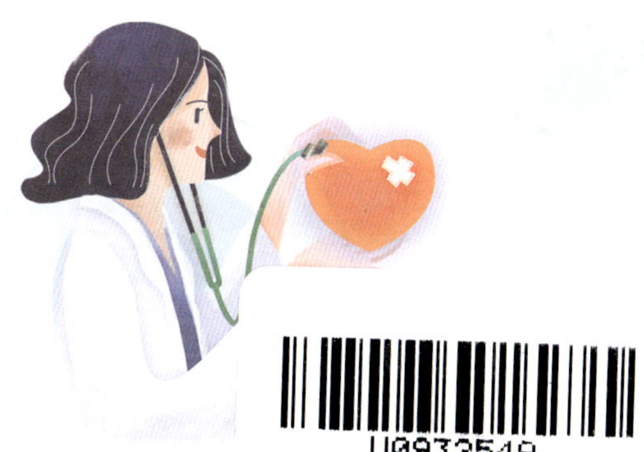

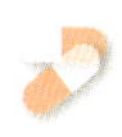

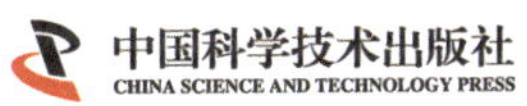

中国科学技术出版社
CHINA SCIENCE AND TECHNOLOGY PRESS

· 北京 ·

图书在版编目（CIP）数据

护心防疫：面对疫情的心理调适手册 / 北京大学心理与认知科学学院，中国心理学会临床心理学注册工作委员会主编 .-- 北京：中国科学技术出版社，2020.2

ISBN 978-7-5046-8615-2

Ⅰ . ①护… Ⅱ . ①北… ②中… Ⅲ . ①日冕形病毒 - 病毒病 - 肺炎 - 心理疏导 - 手册 Ⅳ . ① R395.6-62

中国版本图书馆 CIP 数据核字 (2020) 第 026145 号

总 策 划　秦德继　顾　斌
策划编辑　胡　萍　李　睿
责任编辑　李　睿　邓　文　朱　颖　魏雨萌　白李娜
装帧设计　韩少华
美术编辑　朱航月
责任校对　焦　宁
责任印制　李晓霖

出　　版　中国科学技术出版社
发　　行　中国科学技术出版社有限公司发行部
地　　址　北京市海淀区中关村南大街 16 号
邮　　编　100081
发行电话　010-62173865
传　　真　010-62173081
网　　址　http://www.cspbooks.com.cn

开　　本　787mm × 1092mm　1/32
字　　数　50 千字
印　　张　1.875
版　　次　2020 年 2 月第 1 版
印　　次　2020 年 2 月第 1 次印刷
印　　刷　北京瑞禾彩色印刷有限公司
书　　号　ISBN 978-7-5046-8615-2/R · 2486
定　　价　10.00 元

策划单位

北京大学心理与认知科学学院
中国心理学会临床心理学注册工作委员会
中国心理卫生协会
中国科学技术出版社有限公司
北京大学出版社

编委会

名誉主编：钱铭怡
主　　编：钟　杰
副 主 编：樊富珉　贾晓明　刘兴华　臧寅根
编　　委：（以姓名拼音为序）
范　方　甘怡群　马向真　孟　馥　桑志芹
苏彦捷　陶勑恒　汪　枭　王建平　谢晓非
杨蕴萍　姚　萍　张　昕　赵陵波　赵旭东

文字作者

包佳敏　陈志琴　邓　晶　黄　甜　黎玮轩　李慕轼
刘兴华　孟　馥　王　觅　姚　萍　钟　杰　朱敏帆
北京安定医院

前言

2020年1月，新型冠状病毒肺炎（NCP）疫情爆发。疫情的快速蔓延、每天变化的病例数字，牵动着全国上下十几亿人民和海外华侨华人的心。而疫情带来的不止是对人们生命安全的威胁，同时还给人们带来巨大的心理上的冲击。无论是患者、医护人员、相关工作人员，还是响应国家号召在家“留守”的普通群众，心情都在随着疫情的变化而发生各种变化，很多人都产生了焦虑、恐慌、愤怒、无助等负面情绪。如果不能及时消除这些负面情绪，任其蔓延，将会对疫情防控工作造成非常不利的影响。

在这场疫情防控的狙击战中，习近平总书记多次发表重要讲话，强调要稳定情绪，增强信心，加强心理干预和疏导，有针对性地做好人文关怀。著名呼吸病学专家、中国工程院院士钟南山在疫情防控一线告诉我们：

“我非常相信一句话：健康的一半是心理健康，疾病的一半是心理疾病。”可以说，只有维护好患者、医护人员以及广大人民群众的心理、情绪的健康和稳定，才能为一线抗“疫”战斗输送更为强大的精神力量。打赢这场疫情防控的人民战争，信心比金子更重要。

正因如此，北京大学心理与认知科学学院与中国科学技术出版社通力合作，力邀多位心理学专家，推出《护心防疫——面对疫情的心理调适手册》，旨在为疫情期间各种特殊人群及普通大众提出有针对性的指导，帮助其缓解心理压力，学会调节心理和情绪，护“心”，防“疫”，共克时艰。

目录

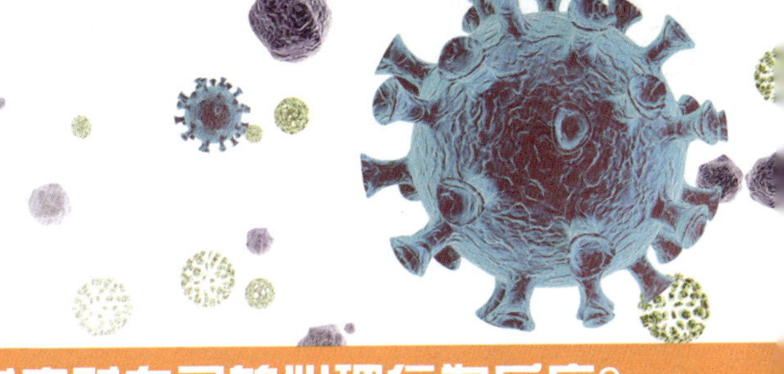

患者怎样应对自己的心理行为反应？

面对新型冠状病毒肺炎（后文统一简称为“新冠肺炎”）疫情，2020 年的春节充满了紧张的气氛，每一个实时变化的疫情数据都牵动着大家敏感的神经，尤其是新冠肺炎疑似或确诊的患者。病毒不仅影响着他们的身体，也带来了糟糕的情绪反应。要想打败这些负性的情绪，我们首先需要了解它们。

得知自己疑似或确诊后的常见心理和行为反应有：

1 在情绪上

情绪变得十分焦虑、紧张；对疾病否认、麻木、抱怨；对疾病加重及对死亡的恐惧；严重时可能引发患者出现抑郁情绪，或者不稳定、易激惹的现象，甚至出现对医护人员、管理人员的愤怒。

2 在躯体反应上

在原有症状的基础上可能出现更多的症状，或原有症状加重，可能表现为恶心、呕吐、尿频、腹泻、彻夜难眠、进食不规律、厌食或暴饮暴食；严重者可出现心悸、胸闷，甚至伴濒死感。

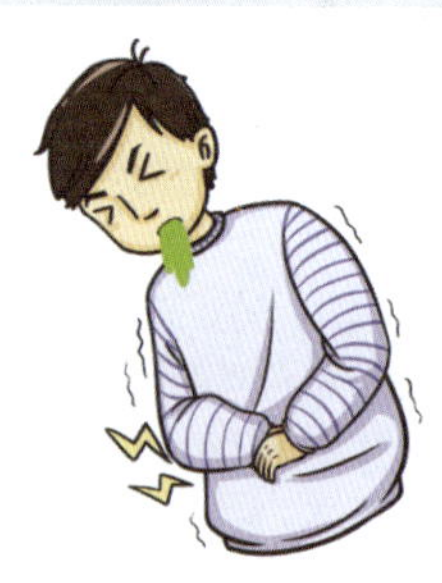

3 在认知上

思维上出现明显的灾难化、选择负性关注、绝对化、非黑即白，对于外界的信息选择性关注，只关注不好的信息，很难听进去别人给予的积极意见；敏感多疑，认为周围的人不告诉自己实情，对疾病予以否定；抱怨社会及生活对自己不公平，认为自己是世界上最倒霉的，认为自己再也好不了了。

4 在行为上

对身体过度关注，反复要求医生给予自己积极确认及医学检查，要求医生给予自己大量药物治疗；逃避医生的检查和救治，不愿听从医嘱；出现冲动行为，谩骂、侮辱医护人员及管理人员等，甚至冲动伤人、毁物，故意不按要求隔离，当移动传染源等。

当患者意识到自己出现了上述心理行为表现时，要及时自我调整。研究表明，心理状态会影响免疫细胞的生成和疾病的康复。战胜疾病不仅要靠医护人员的专业治疗，还需要患者自我调适，以积极的心态面对，好的心情是抗击病毒的重要因素。

维持规律的生活作息
觉察并接纳
自己的情绪反应
激发内在资源
合理地宣泄
负性情绪
正念冥想
与外界建立连接，
寻求支持
寻求专业帮助

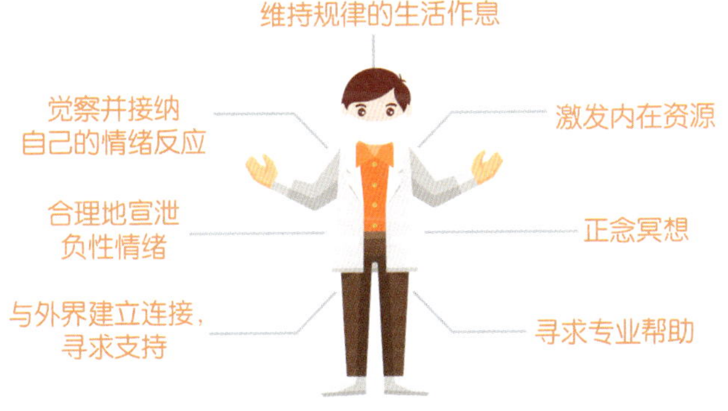

维持规律的生活作息

保证充足的睡眠，合理安排饮食，如果病情允许，可以在房间内进行适宜的活动。

觉察并接纳自己的情绪反应

人类对于突如其来的未知感到焦虑、恐惧、愤怒、无助等，都是正常的情绪反应。需要觉察、识别、接纳自己的情绪反应，而不是否认和排斥。接纳当下发生的一切，以积极的心态面对，改变自然就会发生。

合理地宣泄负性情绪

觉察到自己的情绪变化时，寻找合理的途径宣泄情绪，允许自己表达脆弱。可以每天花点时间，将当下脑子里的想法和感受写下来；给家人、朋友发微信、语音、视频倾诉；听喜欢的音乐；等等。

与外界建立连接，寻求支持

虽然接受治疗时，被隔离在有限的空间内，但是内心要和外界保持连接。如果病情允许，可以跟家人、朋友打电话、发微信，从他们那里获取支持，汲取温暖和力量，增强战胜疾病的信心。

激发内在资源

面对恐惧，我们习惯去消解它。但恐惧作为一种能量，我们还可以利用和转化它。可以回想自己以往是否遇到过类似的困境或挑战，当时是如何成功应对的，是否有一些策略可以应用到现在，调动内在资源，增进积极情绪，提升心理弹性。

正念冥想

正念冥想被证明可以提高人的免疫力，促进康复。手机里可以下载关于冥想的应用程序，每天花点时间练习，回到当下，关注呼吸，将注意力集中在腹部、鼻腔，或者双脚与地面的接触，进行自然而缓慢的腹式呼吸，疏解压力，改善情绪。

寻求专业帮助

如果确实有严重的失眠、焦虑、抑郁，影响了康复，可以向专业的心理医生寻求帮助。

救援一线医护人员的心理支持与自助

每当社会发生灾难、重大突发事件以及重大公共卫生事件的时候，医护人员都要第一时间加入紧急医学救援当中。而参加紧急救援的这些医护人员，也是在心理干预方面需要列为第一级的重点人群。下面介绍一些一线医护人员的心理支持和自助的简单方法。

第一个方面，救援一线医护人员的自我心理评估

突发事件常常会给人们的正常生活带来很大的影响，人们会对危机产生一些反应，在心理和生理上出现失衡，例如疫情期间人们可能会产生紧张、焦虑的情绪。医护人员也是普通人，也会产生这样一些反应，所以建议在进行医学救援的时候，医护人员也要对自身的心理状况进行自我评估。

救援一线医护人员的自我心理评估主要有以下三点。

评估面对危机或灾难的时候，我们的反应是什么？例如，我们的身体是怎样反应的？认知和情绪是怎样的？

对我们在危机到来时的应对方法进行评估。例如我们面临的最大问题是什么？我们能否应对？在应对这些问题的时候，我们是否有资源或支持？

医护人员要对自己的专业角色进行评估。例如我们的职责是什么？我们的任务是什么？我们的能力是什么？如果有超出我们能力范围的情况，我们怎样应对？所有这些评估，可以帮助我们的医护人员在进行医学救援时，能够清晰地对自己有觉察、有了解，在不确定的工作当中，找到确定的感觉。

第二个方面，八个简易的心理支持技术

这八个简易的心理支持技术包括：倾听、不评判、共情、提供具体的支持、做一些计划和安排、后续的跟进和陪伴、转接、保密。其主要的目的是帮助医护人员

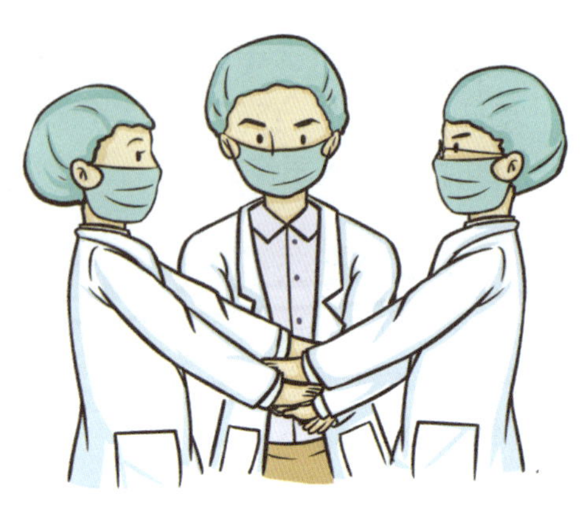

在一线救援的过程中能够既相互支持，又及时自助。这八个简易的心理支持技术，既简单又容易掌握，可以让医护人员在进行应急救援时，做到心中有数、信手拈来。

在一线危机救援的过程中，人际关系也是非常重要的。人和人之间、医疗队员和医疗队员之间相互的支持与帮助，包括上级领导、主管的机构和部门，还有重要社会关系及家人的支持，都是非常重要的。

在人际交流和互动的过程中，要注意非语言信息的重要性。大部分研究表明，在人和人交流的过程中，语言本身的作用是非常有限的，而起到主要作用的是非语言的部分，包括我们的肢体语言，说话的语音、语调等。

第三个方面，一线医护人员容易遇到的问题

身体的疲劳和情绪的压抑

2

大量患者的涌入给工作带来的压力和困难，会造成医护人员焦虑、紧张、无助，甚至是恐惧

3

医疗物资的缺乏和工作环境的恶劣

医护人员在救援过程中，同事之间的影响

当家人也需要你的帮助，而你却不能在第一时间出现并照顾他们所产生的内疚和自责

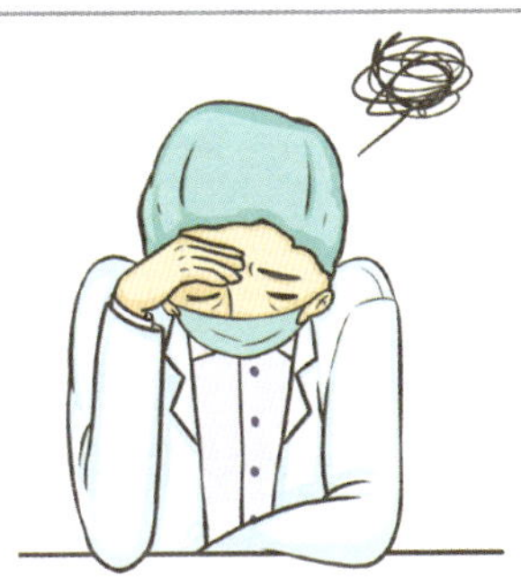

第四个方面，出现心理崩溃的征兆

以下两种情况可能是出现心理崩溃的征兆。

身体上的反应，比如身体极度疲劳，以及一些具体的症状，例如头晕、头痛、恶心、呕吐、胃疼，还会出现腹泻、四肢乏力以及肌肉紧张等

心理上的反应，比如情绪紧张、焦虑、易怒、沮丧，注意力不集中和记忆力下降，以及人际交往过程中出现交往困难

除此之外，还会出现职业倦怠。职业倦怠主要表现为职业热情的耗竭，例如情感变得淡漠、出现绝望和无助的感觉、工作效率下降、执行能力减弱，甚至出现一些工作上的失误等。这些征兆一旦出现，就是在提醒我们需要进行心理维护和干预了。

第五个方面，一线医护人员的支持系统建设

在一线医护人员的支持系统建设过程中，自助和求助是非常重要的。如果发现轻度问题或是轻微反应，以及一些中度但是可控的反应，我们可以通过离开现场、进行片刻休息得到一些缓解。当出现重度或是难以改善的中度反应时，就需要采取一些强制性的措施，甚至是

寻求专业人员的支持。一线医护人员的支持系统建设，主要体现在以下五个方面。

1. **团队建设**

   涉及救援人员所在团队的团队气氛、领导者的有效能力以及团队的沟通等

2. **合理的工作安排**

   建议实行岗位轮换制度，让一线救治的医护人员能够从事不同应激水平的工作，尤其是不能长时间地暴露在一个高应激水平下面，轮换工作时间以及工作强度

3. **生活保障**

   例如舒适的休息环境、充足的睡眠、保障水和饮食的供应、工作物资充足等

4. **社会支持**

   要保持社会联络，尤其是跟家人之间的沟通和交流

5. **专业支持**

   在特殊情况下，专业人员对一线救护人员的心理支持非常重要，所以求助是非常好的一个方式

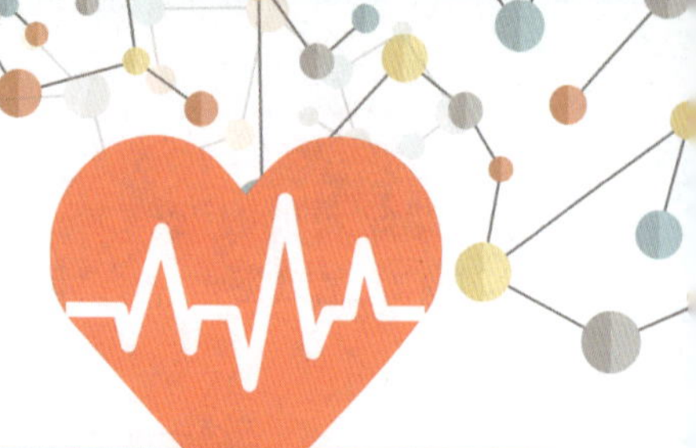

居家隔离，我该怎样调节自己的心情？

面对新冠肺炎疫情，过度悲观于事无补，居家隔离者应积极调整心态，采取积极应对策略，一方面密切监测自己的身体情况，必要时及时就医；另一方面用科学的方法隔离，保护家人和身边的人，为疫情早日缓解作出积极贡献。

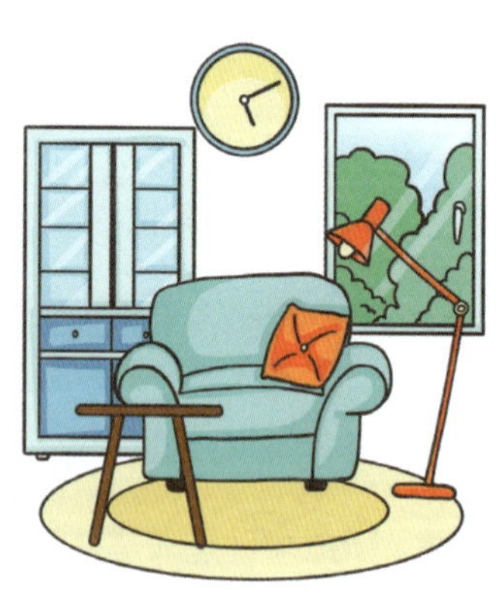

第一，积极调整自我认知，坚定战胜病毒的信念

人的情绪往往受到认知方式的影响，当坏情绪来临

时，记得告诉自己停下来，避免沉浸在不良情绪中，否则你会陷入负面的认知和情绪循环中难以自拔。

居家隔离者可以用积极的方式应对情绪，认识到情绪的作用，并防止情绪反应过度。例如恐惧和害怕提示我们遇到困难要逃跑，但过度的恐惧和害怕却不利于问题的解决。面对此次疫情，居家隔离者需要让理性战胜感性，化消极被动为积极升华，与其反复想自己为什么这么倒霉，不如想想自己尚在观察期，有能力保护自己、保护他人，即使不幸感染，也有极大可能性治愈。

德高望重的呼吸病学专家钟南山院士建议："大家应该主动利用春节抵抗流行病，春节七天假，不走动，不拜年，各自居家隔离，利用短信电话拜年，潜伏期大概七到十四天，疫情就能极大地控制！变不利为有利！"我们虽然不是一线的白衣战士，但也可以通过居家隔离为战胜疫情贡献自己的一份力量！

第二，居家隔离者应科学认识此次疫情，不信谣、不传谣

此次疫情发展迅速，网上的各种信息扑面而来。可是，大量接收不经筛选的网络信息并不利于隔离者的心态调节，反而会大大影响心态的平衡。因此，居家隔离人员首先应避免过度接收网络信息。术业有专攻，相信祖国强大的科研能力、医疗能力，心存战胜病毒的信念，才有利于居家观察时的情绪调节。

第三，了解情绪与躯体症状的关系

人处于较大压力时，不良情绪往往会转化为躯体症状表现出来，也就是心理学常说的“躯体化症状”，这类症状包括躯体疼痛、头晕、乏力、食欲不振、腹部不适等。居家隔离者尚未确诊，此时出现以上表现有极大可能是心理压力过大造成的。因此，积极调节心态，一方面会减轻躯体症状，另一方面有助于提升自身免疫力，抗击病毒侵袭。

第四，居家隔离者的日常行为策略

保持规律健康的生活作息

心理健康离不开身体健康，规律的生活作息、健康的饮食、适当的体育锻炼都有利于身心健康

居家过程应充实精神世界，转移注意力

在不外出的情况下，把隔离当作一次短暂的休假来对待。可以按照自己的喜好，安排读书、看电影（避免消极类型的影片）、玩一些不费脑的小游戏、室内运动（健身操、放松冥想、瑜伽等）、大扫除、网络聊天等活动

居家隔离者应正视自身情况，接纳并主动调整自己偶尔出现的不良情绪，规律作息，积极面对隔离期间的生活。

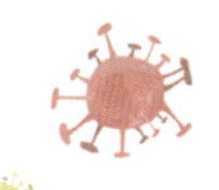
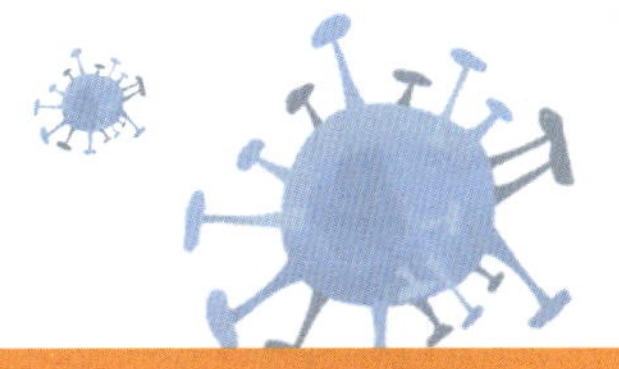
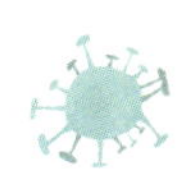

患者家属应该怎样调节自己的心情？

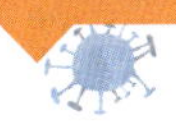
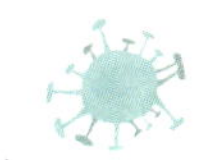

临床心理学工作者认为，患者家属人群的心理压力有其独特性，同样需要得到大家的支持和理解。如果患者家属能很好地照顾自己，就能更有成效地照顾和支持患病的家人，进而有利于维护医院的医疗秩序和医患关系，更好地促进患者疾病的康复。

新型冠状病毒是传染性很强的病毒。在 2020 年 2 月初，医疗专家已经对这个病毒有了一些了解，大致了解了其发病特点和病理机制，但对于治疗措施还处于摸索阶段，加上这是一种新型的传染疾病，且具有一定的致死率，所以民众大多都会有一些心理压力。

在新冠肺炎流行期间，当自己的家人被确诊为新型冠状病毒感染时，患者家属的心理压力会瞬时爆增。他们不仅要照顾生病的家人，帮助他们就诊、买药、安排住院，担忧自己是否被家人传染，或在进出医院的过程中被交叉传染，还要担忧自己可能要面临的医学检查和居家隔离，同时还要考虑家中老人、小孩的生活安排问题。

大多数患者家属都是中青年人，上有老、下有小，是家庭生活的核心人物。患者家属可能感到焦虑、恐慌，担心家人的病情是否会变得严重，甚至面临失去亲人的痛苦。他们也可能感到抑郁、悲伤，产生无力和无助感，不知如何应对面前的困境，还可能感到受挫，或因愤怒产生攻击的冲动。

在这些负面反应中，最常见的是表达对政府的不满、对医护人员的不满。有媒体报道，某医院的两名医生遭到新冠肺炎患者家属的殴打，防护服被撕扯，这些就是患者家属处于极其特殊情况下的愤怒反应。可以说，处于强烈的情绪压力之下的患者家属，可能无法正常表达自己的心理需求。

那么，在这样的情况下，患者家属要如何进行心理自助呢？

尽量保持冷静、镇定

情绪的镇定非常重要，这样才能理清思路，有条不紊地完成各项琐碎的任务。镇定的情绪也能让你更好地应对患病家人的各种情绪，从而更好地安抚家人。不过在这种情况下保持镇定是很不容易的。你可以想一想，平时你都有哪些方法来帮助自己恢复镇定？比如：深呼吸、听音乐、平躺放松、做冥想、正念疗法等，任何能帮助你保持冷静镇定的方法都可以。

尽可能地获取疾病相关的医疗信息

疫情期间，几乎所有地区都设有专门的发热门诊以及专门隔离治疗的医院，一定要查找官方信息，了解疾病治疗和防治防护的一些基本知识。当下网络发达，谣言的传播也变得更加容易，我们要辨别是非、独立思考，不要轻信小道消息和谣传的治疗方法，同时降低查看疫情信息的频率，以减轻不必要的焦虑和恐慌。

获取社会支持

一个人面对困难是不容易的，这时你可以联系自己信赖的亲朋好友，倾诉你的心理压力，也可以向他们了解医疗相关的信息，还可以请求他们帮忙照顾家里老人和孩子的一些生活琐事。当然，前提是做好防护。你还可以向你所在的社区寻求帮助。

自我关照

在这种情况下，你可能因为照顾病人、照顾家人而持续劳心劳力，很容易身心俱疲，这时一定要记得照顾好自己。要记得适度休息、注意饮食，时刻关注自己的身体健康。记住，你是患病家人的精神力量，照顾好自己才能更好地照顾家人。

情绪宣泄

在家人面前要尽量保持镇定。但是千万不要一直压抑自己的情绪。在独自一人的片刻可以适度地宣泄自己的情绪，比如在无人处哭一哭、喊一喊，或者是任何你自己习惯的宣泄方式。

寻求专业帮助

在需要时，可以拨打心理援助热线，通过专业人员的帮助来调节自己的情绪。

每个人的心理功能水平不同，人格风格不同，应对方式也不会完全一样。面对疫情期间的心理问题，无论你采取什么方式，只要不影响他人、不损害自己，都是合适的应对。

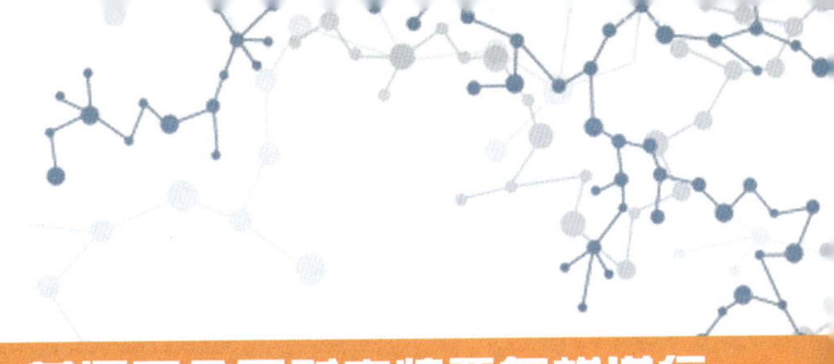

普通民众面对疫情要怎样进行自我心理调节？

在新冠肺炎疫情的传播和发展阶段，每位身处其中的普通民众都面对着未知的疾病风险。报道显示，普通民众面对疫情，存在强烈的担忧、恐惧、愤怒，积极情绪明显减少，甚至有很多民众由于消极情绪的持续存在和难以摆脱，干扰到了自己正常的生活。

面对这些情况，我们要怎样调节自己的心情呢？

第一，要防止心理问题成为传播疫情的“同谋”。大量的负面情绪，非但无法解决现实生活中遇到的各种实际问题，甚至会成为感染病毒的导火索。研究表明，不良的心理状态会降低人的免疫力，轻则亚健康、小病不断，重则罹患癌症等威胁我们生命的严重疾病。

面对危机，我们应团结一心，传递正能量，用积极情绪与家人、朋友相互支持、鼓励，坚决不让情绪成为传播疫情的“同谋”。

第二，要防止被恐惧击垮。面对未知且具有强大传染力的疾病，人们难免会生出恐惧心理。由于未知，又会做出听信谣言、杯弓蛇影的荒唐事。有些人甚至会因恐惧激发或加重心理疾病，而严重的心理疾病会极大影响正常生活，有些甚至比新冠病毒还要致命。

面对可能产生的问题，普通民众应如何正视眼前的危机，理智应对，打赢这场没有硝烟的战争？我们有三点建议，可以帮助普通民众提高自我心理调节能力，从而积极、理性地应对疫情。

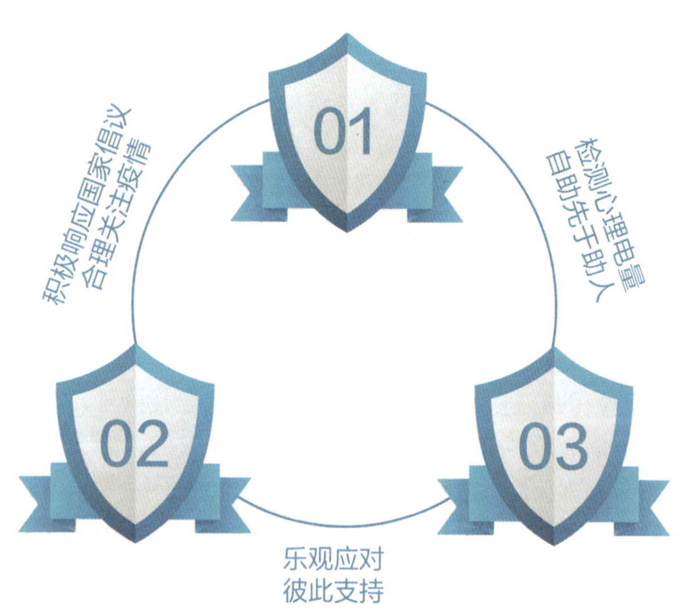

1. 积极响应国家倡议，合理关注疫情

积极响应国家对于疫情防控的号召，听取专家建议。如少出门、不聚会、勤洗手、戴口罩等。实际的举措可以更好地帮我们缓解恐惧情绪。在必要防护的情况下，丰富且规律的生活能让我们的“心理免疫力”增强，更有力量和信心面对不断变化且未知的风险。

积极响应各种抗疫举措，但并不需要时时关注。合理的信息管理是对疫情及其心理影响的一种调节管理方法。人们面对庞杂的信息，如果注意力一直在手机、电视的不断推送上，情绪就会随着信息变化产生起伏波动，即使有了暂时的“掌控感”，代价却是“心累”和正常生活节奏的紊乱。所以我们要合理调整关注时间，“定时”而非“时时”。比如，设定“信息闹钟”，在一天的时间中，每隔半天，用5分钟来关注疫情信息，其他时间安排运动、工作、家务或者休闲娱乐等日常活动，在掌握疫情的同时，获得正常的休息和愉悦情绪。

2. 乐观应对，彼此支持

在做好防疫措施的前提下，乐观应对，拥有必胜的信念。多做正向引导，不断加强战胜疫情的信心，告诉自己一切都会好起来的。你的心理会慢慢接收到这些信息，从而让自己的情绪趋于平稳。

面对疫情带来的风险，密切的家庭联系和社会支持

是安全感的重要来源。保持每天至少一次和亲友之间的联系，了解自己的朋友此时正在做些什么，找到互相帮助的方式。对于弱势群体，如儿童和老年人，尽力给予更多鼓励和生活上的照顾。随着防控时间的延长，彼此的支持能够让我们更持久地应对困境。

3. 检测心理电量，自助先于助人

面对疫情严重地区或远方家人的困境，我们有时也会感到自己做得不够或有挫败感。要记住，你没有责任解决所有人的所有问题，做自己力所能及的防护和帮助即可。在助人之前，先保护好自己。我们可以通过“心理电量检测”来观察自己的状态，每隔半天，花费 1 分钟时间来评估目前的情绪状况（从 0 至 100 打分。100 表示情绪积极，精力充沛；0 表示身心俱疲，情绪严重耗竭）。如果已经出现了耗竭、无助和挫败的情况，请调整施助的节奏和强度，或者休息放松来“充电”。如果自己感受到情绪和身体的异常和不适，请积极求助专业人士或去往医院就诊，避免持续的投入造成“心理电量”的耗竭。

面对疫情，我总觉得自己生病了，怎么办？

何为情绪困扰？简而言之，就是生活、工作受到了焦虑、恐慌、愤怒、抑郁等不良情绪的影响。

当下的肺炎疫情会给不少人带来各种不良情绪。虽然感觉不舒服，但这些情绪通常不会造成太久的影响。但是有些人，他们的焦虑、恐慌、抑郁等情绪感受比身边人更强烈，他们会产生更多的担忧，感到不知所措。而在生理上，他们会出现胃疼、腹泻、肌肉疼痛、多汗等现象。在行为上，他们会比身边的人需要花费更多的时间、精力去回避或者消除这些不愉悦的感受。

小张的经历就是这样一个典型案例："我一直在干咳，跟疫情症状好像，我是不是中招了？""家人咳嗽两声，我就感觉心慌气短，呼吸困难！""楼下经过的那个人，会不会携带病毒？"于是，他开始反复测量体温，一直使用酒精和消毒水擦拭用品，坐立不安、辗转反侧；反复刷手机查看因咳嗽症状而确诊的病例……其实，小张这是一种叫作“健康焦虑”的心理，就是虽然并没有生病，但是却不断地担心、怀疑甚至坚信自己生病了的异常心理状态。

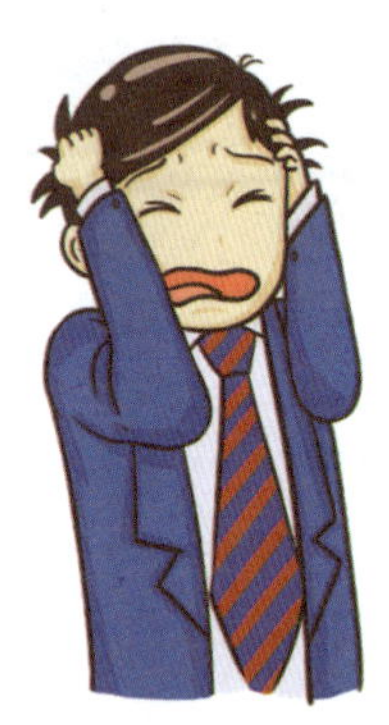

事实上，情绪对我们的生活和工作造成的困扰，并不是情绪本身有问题。每个人都会有焦虑、抑郁、愤怒等情绪，每一种情绪都有它存在的意义和价值。焦虑可以帮助我们未雨绸缪。在遭遇疫情的特殊时期，正是焦虑在帮助我们做好防护措施，从而最大程度地维护自己的健康。恐惧帮助我们应对危险，启动反应来保护我们的生命安全。抑郁往往发生在挫败之后，这时我们通常会感到乏力，需要更多的休息，从而可以进行总结和反思。

那么情绪为什么会带来困扰呢？主要有三方面的因素：

01 存在不合理的信念，尤其是“灾难化的、夸大危险出现的可能性”的认知方式。比如听到楼下有人走过就担心，怕那个人携带病毒，病毒就会飘过来。类似这样的信念会让自己体会到极度的焦虑或者恐慌，感到痛苦。

02 难以接纳或者忍受情绪所伴随的不愉悦的身体感受。我们主观上可能会认为这些感受是不好的，是自己不应该有的。就像在健康焦虑状态中，由于我们不断地接收过载的信息，大脑可能不自觉地将“咳嗽”等同于“感染了新型冠状病毒”，这种没有经过思考而产生的感受是痛苦的来源。所以人们会非常厌恶，甚至是恐惧这些感受，希望这些感受能够彻底地消失。

03 投入大量的时间和精力来控制、消除这些不愉悦的感受。比如比周围人用更多的时间和精力去清洗、去检查、去刷手机，来让自己安心一些，让自己的痛苦感受减少一些。然而这些不愉悦的情绪困扰，其实是不可能彻底消除的。

只要我们感到危险、感到失落，这个感受就会卷土重来。如果放任不管，我们就会变得越来越敏感，越来越厌恶甚至恐惧，陷入了一个恶性循环。不仅会感到痛苦，生活和工作也会受到影响。

那么，我们要如何应对情绪困扰呢？有如下三种策略。

01 找家人或朋友讨论一下自己的看法

这样我们就有机会了解别人面对同样事情时的看法。这可以增加我们看问题的灵活性，帮助自己更加客观地认识这件事情。比如前文中的例子，楼下的人可能携带病毒，那么我们可以把这个想法跟家人或朋友交流，他们就会提供自己的看法。比如说“没事，小区还没有人疑似，那个人离咱们这么远，肯定是安全的”。这样我们就有机会对这个事情有全新的认识，而不至于一直处在这种担忧和恐慌之中。

02 试着去接纳自己的感受和生理反应的存在

不良情绪往往伴随着相应的生理反应和感受。这些感受虽然是不愉悦的，但都是正常的。更重要的是，如果我们愿意去面对这些感受，我们会发现实际上这些感受它自己会来也会自己走，只要顺其自然，它不可能一直困扰我们。

03 通过外在的行为调整认知

把自己的精力、时间投入当下的生活和工作中，也可以缓解健康焦虑症状。比如看看书、追追剧，参加一些线上游戏，计划下一次的旅行，同时注意饮食，保证睡眠。减少过度行为，做力所能及的事情来预防疾病，抗击疫情。

只要循序渐进地坚持这样的策略，情绪对我们的困扰就会越来越少。如果我们存在严重的情绪困扰，短时间内无法按照这些策略来缓解，那么建议您寻求专业的心理咨询和治疗。

面对铺天盖地的疫情信息，请警惕“替代性创伤”

凌晨一点半，你仍然眉头紧蹙地死死盯着手机屏幕，指尖迅速切换着各个不同的应用程序：网上充斥着各类关于新型冠状病毒的消息，你看到一线医护人员连番加班，却仍然面临医疗物资不足的困境，心中一阵苦涩，继而想到自己家中的口罩储备也已不足。

你赶紧打开购物软件，各大商城里与口罩相关的店家被你搜了个遍，却没找到一家能立刻发货的，一股无助感和绝望感涌上心头。

再次回到微博，很多网友发布着关于疫情的“亲历故事”，你心焦不已，却不知道能做什么，只能见一条转发一条。

此时一看时间，已经凌晨两点半了。你感到眼睛酸痛无比，脑袋一阵紧绷，还伴随着腰酸背痛脖子硬。你把手机放下想要入睡，却心乱如麻，一直辗转反侧，甚至把身体蜷缩起来，有了想要流泪的感觉……

16省份一省包一城……
肺炎疫情实时动态……
XX网N95口罩将于XX：XX上新……

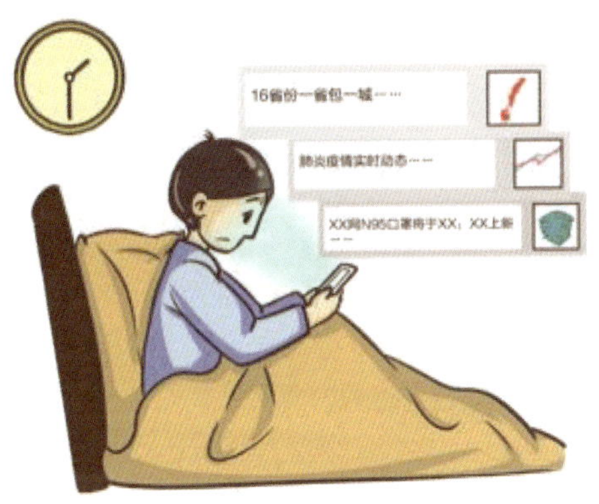

疫情肆虐的日子，很多人或多或少都会从以上的描述中找到自己的影子。一觉醒来，第一时间翻开手机，继续关注疫情。虽然自己每天也没有做特殊的事情，但总感觉很累，身心疲惫，没有食欲，越来越没有耐性，甚至想要跟人发脾气。如果你在关注疫情的过程中有了类似的表现，那么你可能已经出现了替代性创伤。

替代性创伤是由同理心引起的创伤体验，指的是人们虽然没有亲历创伤事件，但通过新闻报道、广播、人际交流等各种渠道获知相关信息，因为对他人遭受创伤的同情和共情而出现的身心困扰等创伤反应。

替代性创伤威力巨大，可能导致一系列生理上或心理上的不适（如头痛、胃痛、食欲不振、睡眠不佳等；强烈的愤怒、焦虑、悲伤、绝望、自责等），甚至严重损害我们的自我认同感、对情绪的容忍能力，破坏我们的人际关系和与他人的连接感，摧毁我们的意义感和世界观。

如果发现自己已经出现了明显的消极情绪和替代性创伤体验，应该如何应对呢？建议大家做到生理和情绪层面的自我关怀。

生理上的 自我关怀

在疫情面前，保持身体健康永远是最重要的。网上已经不乏专业的自我防护资讯，简单总结起来就是勤洗手、多通风、少外出、戴口罩。每个人都是自己生命健康的第一责任人。

情绪上的 自我关怀

请你放下手机，暂时抛开纷繁的资讯，用心感受自己目前的情绪状态，对自己的情绪状态进行一个评估。如果你发现自己出现明显的消极情绪且久久不能平息，说明你可能已形成了消极的认知模式，且情绪调节能力受到了损害。你亟须实施心理自助，给自己找到积极的心理体验。如何做到呢？努力尝试一下这些方法：

1 获取精神满足感

既然身体只能待在家里，那何不趁这个机会放飞心灵呢？打开你的笔记本，翻出你的“任务清单”，去完成它们吧！任务的完成能让你获得精神上的满足感，为你“被掏空了”的心理资源补补货。

2 让自己变得更聪明

在疫情相关资讯激增的当下，我们的焦虑和无助在一定程度上也是因为大脑出现了“信息过载”的现象，而良好的思辨能力和开阔的视野有利于帮助我们更好地立足于这个信息爆炸的时代。因此，与其被无边的焦虑感淹没，不如趁这个机会通过阅读、学习等方式获取更多知识。

3 和朋友保持联系

压力面前，我们更需要朋友！虽然线下的聚会不能实现，但如今各种线上交流的途径还是很便利的。和朋友一起线上语音，看看直播，玩玩游戏，互相鼓励打气吧！

4 与家人好好交流

假期难得在家，可不要一天到晚独自待在房间里了。疫情期间，年轻人纷纷因为难以劝说长辈戴口罩而气急败坏。其实，我们还没来得及和家里人好好聊的，远不止“戴不戴口罩”这个话题。趁着这个机会，暂停忙碌的生活，回头看看家人，好好陪家里人聊聊天，说点心里话，给彼此一个相互理解的机会，在记忆中为这个特殊的假期抹上一层温暖的底色吧！

2020 年的新春对于每一个中国人来说都注定是难忘的。疫情凶险，更加需要全社会同心协力。作为普通人，守护好自己的身心健康，为身边人提供一个温暖、安全、稳定的存在，已经是对于抗击疫情的莫大支持了。

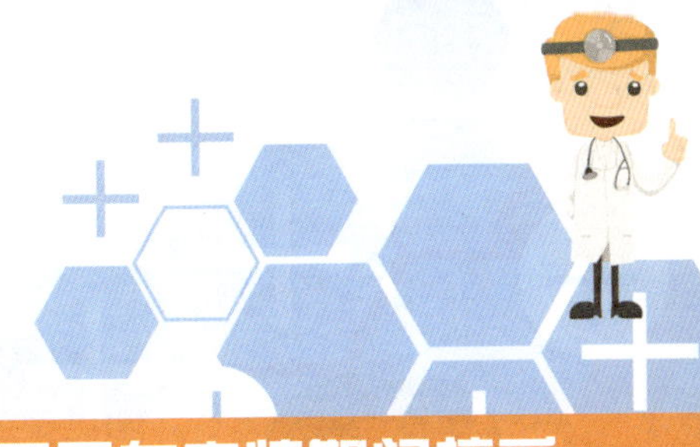

哪些人需要在疫情期间接受心理咨询专业服务？

在新冠肺炎疫情发展期间，很多公众表现出了焦虑、担忧甚至恐慌的情绪，这些都是正常的心理反应。

与2003年“非典”时期一样，疫情开始的1～2周叫作“冲击期”。在此期间，大家对医学问题非常关心，担心、恐惧被病毒感染，焦躁不安地查询各种信息，有些人会过度存储食物，有些人甚至会出现过于频繁测量体温的行为。这些恐慌情绪从第3周开始一般会逐渐缓解，此时，人们开始进入以“烦闷”为主要心理表现的“烦闷期”。这个时候，大家都不确定疫情什么时候结束，不安感相应增加。烦闷情绪会使得一些人无法规律地生活，并表现出情绪和睡眠的不稳定。这种烦闷期一般会持续2～3周。大约从疫情发生第5周开始，大多数人会逐渐进入“恢复期”，心态逐渐趋向平和，生活也将走向正轨。

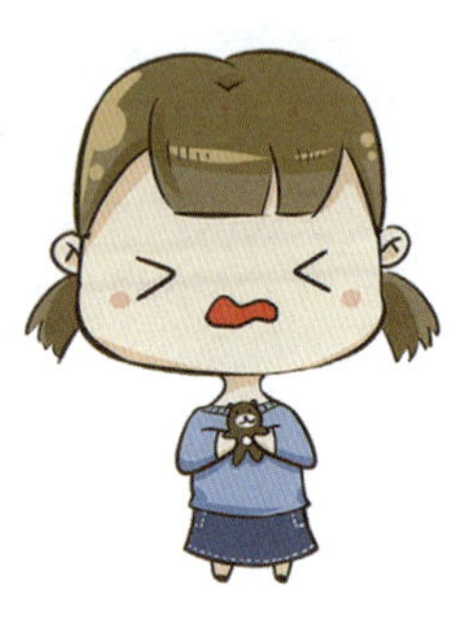

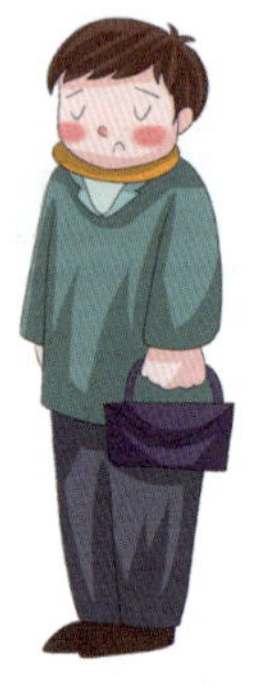

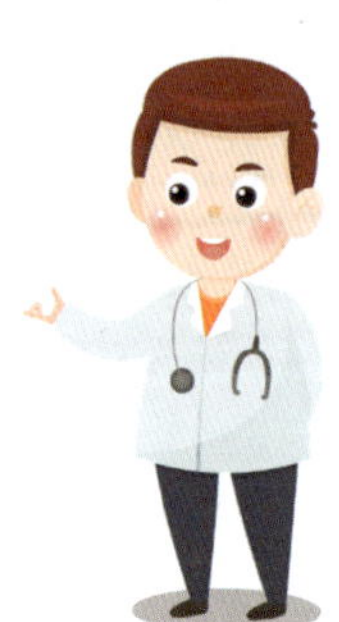

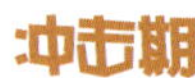

烦闷期

恢复期

新冠肺炎疫情下或今后的其他类似疫情中，人们大多都会出现与“非典”期间类似的三个心理阶段：冲击期、烦闷期和恢复期。这三个时期是一个必然要经历的过程，大部分人可以通过一定的自我调节方法和手段顺利度过，不需要寻求心理健康专业人士的帮助。

但是，在疫情期间，有一些人则需要接受心理健康专业人士（包括：精神科医师、心理治疗或咨询师、社工）的帮助。需要帮助的通常包括以下几类人员。

被明确诊断为新冠肺炎的患者

对于重症患者的首要问题是治疗病毒感染和处理伴随的并发症。如果出现严重的情绪问题，一般需要医院内的精神科医师、心理治疗师予以专业的治疗和干预。

医护人员和其他投入高度紧张的抗疫工作的职业人群

这些工作人员可能会存在高压力工作情况下的衰竭状态，症状表现为：情绪焦虑、睡眠减少、睡眠质量下降、抑郁、悲伤、委屈、无助、挫败感或自责；担心被感染、担心家人、害怕家人担心自己。这些症状使他们过度亢奋，拒绝合理的休息。最后因疲劳带来的免疫力下降而导致各种身心症状和疾病。

在此情况下，这类人员一定要按照卫健委的指导，采取一些自救性减压手段，比如：服从组织的管理，进行轮换工作、注意劳逸结合；同事之间相互鼓励，并与家人多一些情感沟通。在轮换期间，如果上述心理困扰持续存在，建议寻求专业的心理危机干预或心理健康服务，可拨打心理援助热线或进行线上心理服务，有条件的地区可进行面对面心理干预。持续2周如果仍然不缓解并影响工作者，需由精神科医师进行诊治。

被隔离或被限制居家的人员

被隔离或被限制居家的人员在冲击期或烦闷期有可能出现过度焦虑和紧张，无法适应在特殊时期的生活改变，并伴随严重的主观痛苦和睡眠问题。这些人可能对疫情存在过度的应激反应，其中，少数人可能在过去就存在一些基础性心理疾患或问题，这些问题在疫情中被加剧，从而引发比较严重的焦虑症状、过度兴奋或睡眠问题（失眠、早醒、噩梦等）。而另一些人可能由于被隔离或被限制居家产生了烦躁情绪，进而与亲朋出现了摩擦和冲突。如果自己或身边的人出现了这些问题，并且已经严重干扰正常的人际交流和生活，或带来了明显的痛苦感，则需要寻求心理健康服务人员的帮助。特别严重的人可以通过寻求精神科医师的药物帮助，症状稍轻的人可以寻找具有相关资格的心理治疗师，获得一些减压训练或心理治疗。

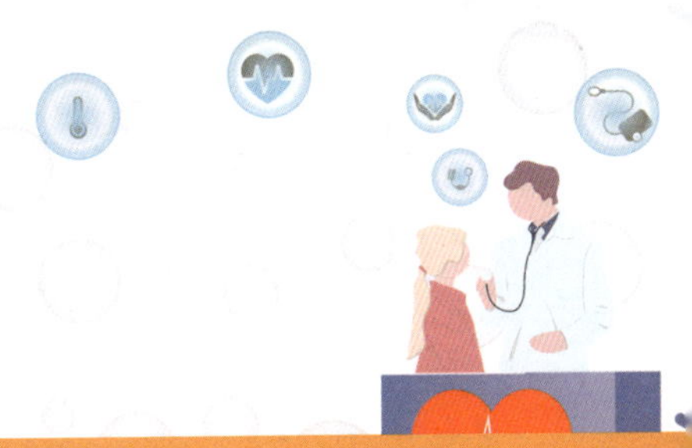

面对疫情，如何做好情绪管理与有效沟通？

在这个信息便捷的年代，互联网无疑加速了灾疫带来的焦虑在人们内心的发酵。

伴随着疫情的发展,人们的情绪也在发生着变化。人们之间的沟通似乎出现了各种各样的问题，不同的人，信息来源、信息过滤以及信息处理方式都有所不同，沟通发生障碍也属正常。家长原本可能是出于关心和爱意的叮嘱，却常常以争吵结束；明明是想一家人和和睦睦地平安度过疫情风波，却闹得不欢而散，各自回屋焦虑。

如何在特殊时期与家人良性互动、彼此支持？我们可以从“情绪管理”和“有效沟通”这两个角度进行改善。

一

情绪管理

1. 提高情绪的自我觉察，区分情绪和事实

疫情之下，我们的认知和行为很可能都在“情绪”的滤镜之下变得不理智和冲动，我们可以在感到不适或者要和他人发生冲突的时候先“暂停”一下，问问自己现在处于什么样的情绪状态。

这里列出了一些常见的情绪以供参考：

焦虑	担忧自己没有足够的能力或资源应对某事
恐惧	对具体的某人或某事的害怕
愤怒	强烈的生气，往往伴随想要攻击的冲动
无助	认为自己无力达成想要的结果
警戒	对可能发生的危险或可能犯的错误保持警觉
迷茫	不知道怎么好，不知道该怎么办
内疚	因为自己所做（或未做）某事导致不良后果感到痛苦，伴随强烈的弥补的愿望
哀伤	丧失（失去或本应拥有但未拥有）某人 / 某事的反应

情绪不同于事实，我们在强烈的情绪之下产生的想法可能感觉真实，但不一定是事实（可以通过数据、客观依据等方式判断）。我们可以通过默念提醒自己："这些是情绪的反应，它感觉很真实，但不等于事实。"允许自己去观察情绪的产生、变化和消退，不要在强烈的情绪之下做决定或沟通，切忌在"情绪"的状态下给他人安上道德和能力的标签（例如："这就是一个不可理喻的蠢人！""这是一个毫无公德心的自私鬼！"），否则将不利于有效沟通。

2. 积极的自我暗示

当你觉得自己非常焦虑或者被负面情绪笼罩的时候，可以适当远离焦虑源，回忆自己曾经成功调节情绪的经验或者做得好的部分，多给自己一些积极的心理暗示，鼓励自己：

"我们一定可以渡过难关！"

"勤洗手、戴口罩、保持身心健康，我已经做得很好了！"

3. 积极取向

理性关注疫情，不信谣、不传谣，多关注积极正面的信息。

4. 积极行为激活

做些让自己放松或享受的事情，不必因为别人处在水深火热而自己娱乐感到羞耻或者自责，保持自己的心情愉悦，身心健康，就是自己最大的贡献。同时，也可以在线上多和朋友聊天，互相鼓励和支持。

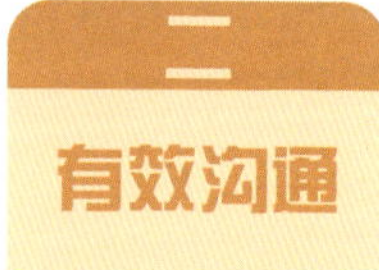

当和家人的沟通变得不畅、充满压力时，我们常常会不由自主地以长期形成的不良压力应对方式应对，例如回避沟通、冷暴力或者冷嘲热讽等。想要打破这种错误的行为怪圈，我们可以就对话氛围进行观察：对话氛围是否安全？家人是否进入沉默或暴力应对状态？我是否进入沉默或暴力应对状态？

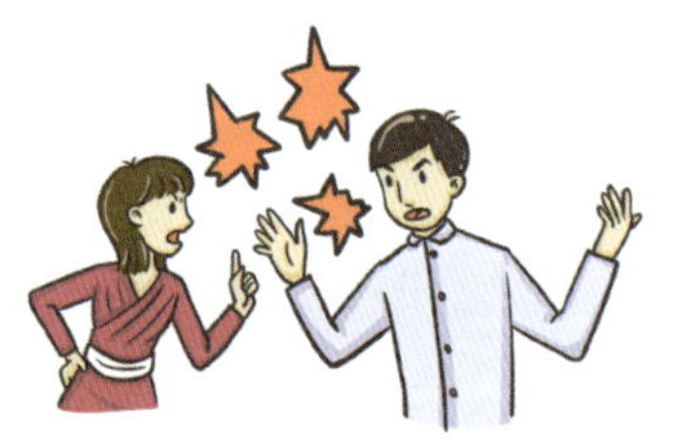

1. 当对方出现沉默或暴力应对时，暂停对话，营造安全气氛

首先，判断哪种安全因素出现了危机（双方是否有共同的目的？双方是否互相尊重？）；接着，消除双方的误解，可以在有必要时向对方道歉；最后，提出共同

目的，如果没有共同目的，一起积极寻找共同目的。

2. 当你自己陷入沉默或暴力应对时，暂停对话，对自己的行为方式进行回顾

当发现自己即将陷入沉默或暴力状态时，停止对话，思考这三个问题：

我真正的目的是什么？

我让家人感觉到我的目的是什么？

如果某事才是我的真正目的，我该怎么做？

如果发现正在进行无效对话，可以用下面五个问题一步一步地问自己：

我在做什么？

我的情绪感受是什么？

造成我这种情绪的想法是什么？

这种想法的事实依据是什么？

我该怎样表达我真正的目的？

学会正确的情绪管理与有效沟通，我们才能更好地帮助自己与身边的家人、朋友，共同携手走出特殊时期的“阴霾”。

为什么灾疫面前会谣言满天飞？

灾疫来临时，谣言似乎总会出现。在我们面对潜在的、不确定的风险时，谣言的产生和传播有它的必然性。在新冠肺炎疫情中，几乎所有人都能感知到疫情的变化与自己息息相关。面对如此重要的事件，加之对真正情况无法充分了解，人们很容易自发地脑补很多信息。由于信息传播速度快，很多信息在还没有得到纠正的情况下便不断地出现在各种社交媒体中，从而造成了谣言的泛滥。

当大家对未知风险感到焦虑和恐慌时，铺天盖地的谣言往往会加剧我们的情绪反应，很可能会使我们陷入焦虑和恐慌，甚至导致严重的心理疾病，进而无法正确地去理解和面对当下的疫情。

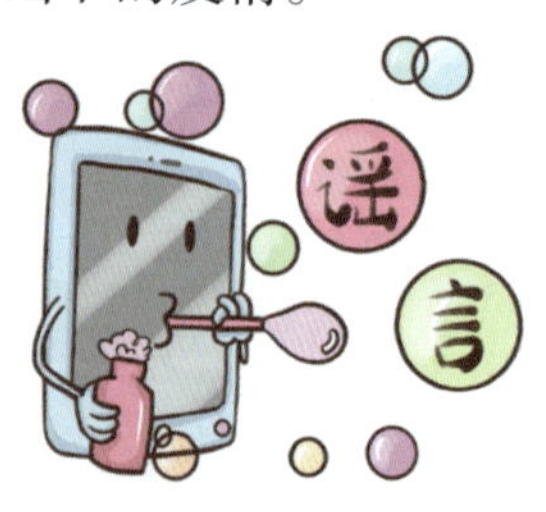

辟谣信息不容易被接受的原因

第一是常见的辟谣方式问题。很多情况下，发布者会选择悄无声息地把谣言删掉。然而，错误信息的持久性效应告诉我们，简单地撤回或删除假信息是无法实现有效辟谣的。因为错误信息会持续影响记忆和推理，这一看法已经得到相关研究的验证。所以，使用简单删除的方法辟谣，不可取！

还有一种常见的方式：×××× 是谣言，不可信！事实上，这只是帮助谣言提高了它在人们脑海中出现的频率。鉴于熟悉程度会影响人心目中主观的可信程度，过两天有人可能依旧会把谣言当作真实消息，并拿来当谈资，最后反而更相信它。

第二是个体的认知偏差问题。常见的认知偏差会导致我们进入不易察觉的认知陷阱中：我们会更倾向于接受那些与自己信念、期望和假设相符的、更容易理解的或是那些自己愿意相信的信息。如果谣言刚好满足我们的这些认知需求，那我们就会更加容易接受它。

比如“吸烟可以预防新冠肺炎”的谣言，就被众吸烟者奉为圭臬，因为“吸烟有好处”这个说法符合他们的期望。这时候，接受辟谣信息就意味着要努力去纠正自己的认知偏差。这无疑是相当艰难的，因为当我们的大脑接受了一个信息后，便会本能地捍卫它不被其他信息所侵犯。

那么，应该怎样进行有效的辟谣呢？

从信息发布方来讲，要注意

高度可靠的信息来源

从信息发布源的角度出发，如果辟谣信息来自那些值得我们高度信赖的人，那么我们后续会较少提及之前的谣言。相比于只强调高专业水准的信息发布源，高度可靠的信息发布源辟谣效果更佳。

同时呈现错误信息

科学研究表明，虽然辟谣信息的详细程度与辟谣效果呈正相关，但同时也和错误信息的持久性效应正相关。熟悉度会影响可信度，所以过于详细的辟谣信息并不可取，而太短的辟谣信息效果又会很弱，因此辟谣信息的长度应适中。同时，比起不重复谣言，同时呈现谣言和辟谣信息的辟谣效果更好。

增加信息的趣味性

谣言的新颖性很容易激起大家在社交媒体上的分享和转发。因此，作为辟谣信息发布方，可以“以彼之道，还治彼身”，将辟谣信息做得更加有趣、新颖、通俗易懂，以增加辟谣信息传播的广度和深度。下图为“丁香医生”的辟谣图片，其趣味性让广大网友产生了深刻的印象。

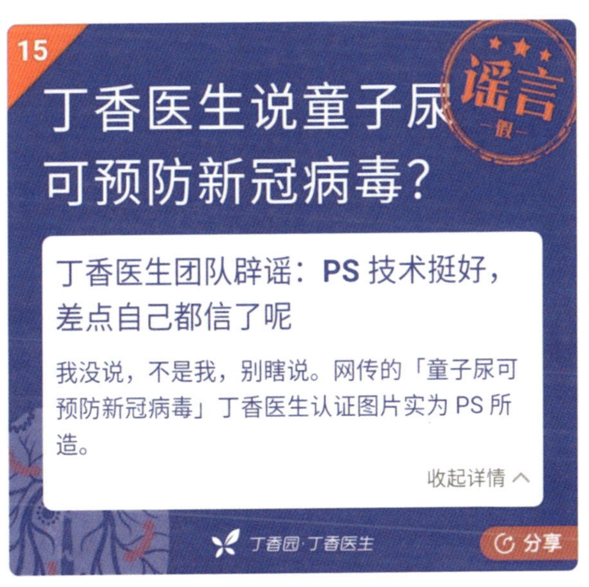

图片来源：丁香医生

从信息接受方来讲，要注意

提高警惕，不落入认知陷阱

我们应该时刻保持警惕。当阅读到我们喜欢的、希望相信的信息时，一定要先确定它的真实性，才能去相信和传播！

主动分享辟谣信息

鉴于社交媒体的传播特点，谣言往往传播得更远、更快、更深入和更广泛，这无疑给官方辟谣带来了难度。要达到点对点、一对一的辟谣效果，需要人人都参与。在得知自己传谣或者看到他人传谣时，应该主动去辟谣，毕竟我们也不想他人因为谣言而受到不必要的伤害！

信谣容易，辟谣艰难，愿我们都保持一颗理性的心，共克时艰。

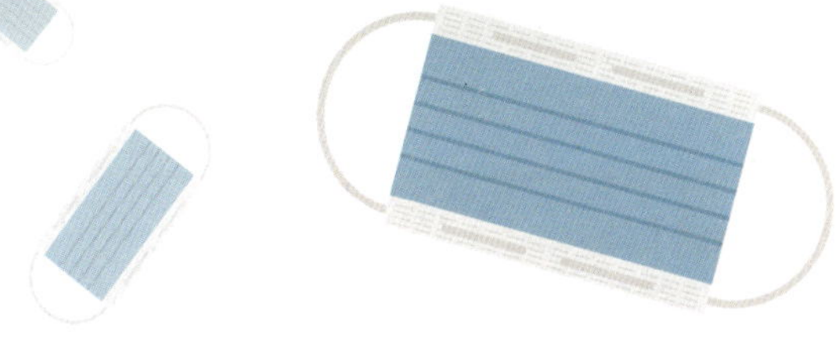

怎样劝说长辈重视疫情中的自身防护？

2020 年新冠肺炎疫情开始初期，“××× 拒绝戴口罩”“如何劝父母重视疫情”“女儿举报老爸外出打牌聚会”等话题频上热搜。虽然疫情初期新冠肺炎的死亡病例多为中老年人，但是很多中老年人并不重视，反而是年轻人在积极地关注和应对疫情。和父母说起“戴口罩”“别做客”，父母总是不情愿：

“染上病毒就和中彩票的概率一样”；

“‘非典’的时候，我没戴口罩不也没事”；

“我免疫力好，不会有事的”；

……

在这次疫情发展中，年轻人和中老年人健康观念的差异和冲突变得尤其突出。那么，为什么长辈总是不愿意戴口罩呢？我们将结合“计划行为理论”来进行解释，并在此基础上进一步回答“怎样劝说长辈戴上口罩”。

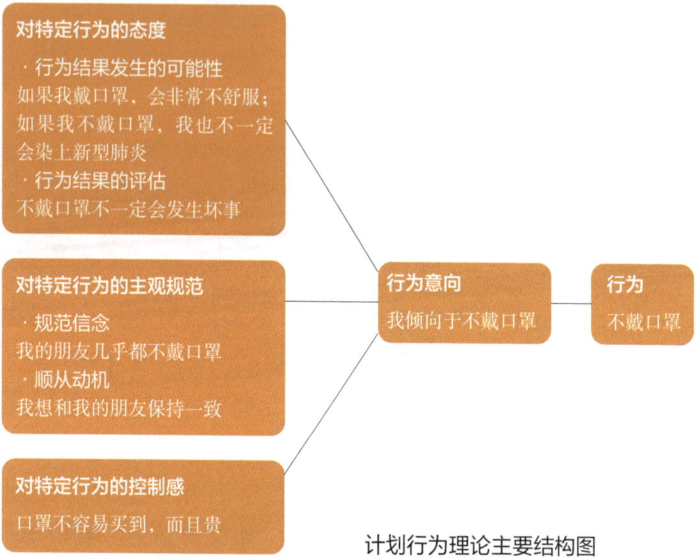

对特定行为的态度

· 行为结果发生的可能性

如果我戴口罩，会非常不舒服；如果我不戴口罩，我也不一定会染上新型肺炎

· 行为结果的评估

不戴口罩不一定会发生坏事

对特定行为的主观规范

· 规范信念

我的朋友几乎都不戴口罩

· 顺从动机

我想和我的朋友保持一致

对特定行为的控制感

口罩不容易买到，而且贵

行为意向

我倾向于不戴口罩

行为

不戴口罩

计划行为理论主要结构图

计划行为理论认为：对特定行为的态度、主观规范和控制感是决定行为意向的三个主要变量。对特定行为的态度越积极，重要他人的支持越强大，觉察到对行为的控制感越强，个体执行特定行为的意图就越强，可能性也越大。由此我们推断，父母不戴口罩可能是出于以下原因。

1 对“不戴口罩”的可能后果认识不清

中老年人往往具有乐观偏差，觉得感染上肺炎这种事情不可能发生在自己身上，自己不戴口罩也不会染上新冠肺炎。有些长辈也可能会觉得，会不会染上肺炎是“命中注定”的，戴口罩也是徒劳，并不能真正阻止肺炎的传播，反而会给自己带来不方便。

2 不戴口罩的氛围让长辈不愿意戴口罩

年长的人可能比年轻人更多受到集体主义的影响，更在乎“合群”、不做“出头鸟”。因此，由于身边的人都不愿意戴口罩，他们觉得自己戴口罩会显得格格不入，因此不愿意戴口罩。

3 对戴口罩的控制感

由于很难购买到口罩，口罩购买成本太高，父母嫌麻烦或嫌贵，而不愿意花时间、花钱去购买口罩，因此不愿意戴口罩。

那么，我们该怎么做呢？

首先，要让对方认识到戴口罩可能带来的积极后果。我们需要帮助长辈获取关于新冠肺炎疫情的信息，让他们了解到疫情的严重程度以及新冠肺炎的传播途径和防护方法。

我们要让他们明白，如果防护没有做好，是很有可能感染新冠肺炎的，而且后果很严重。戴口罩确实可以减少感染发生的可能性。值得注意的是，长辈有时候并不在乎自己感染疾病的风险，但是很担心会给儿女及孙辈造成影响，因此我们可以强调一下：

“您看，您如果不戴口罩，××（孙辈）也学您不戴口罩，万一感染了怎么办？”

“‘非典’之后，好多病人都留下了后遗症，严重的连路都走不了了。”

……

其次，我们需要让长辈意识到，“不戴口罩”并不是现在主流的社会规范。我们可以向他们传播亲戚朋友戴口罩的信息，给他们看亲戚朋友戴口罩的照片，或者在媒体上看到有中老年人戴口罩的时候，立刻指出给他们看，让他们认识到戴口罩的“正确性”。

再次，我们还可以为长辈准备好口罩。比如直接购买口罩放在家里，帮助父母解决口罩的可得性问题，并且教会他们用正确的方式戴口罩和处理口罩。

最后，计划行为理论不仅适用于劝说长辈重视疫情，你也不妨反思一下，为什么不愿意听父母的话早点睡觉，偏要熬夜到天亮吧！

上联：60后让90后别熬夜

下联：90后让60后戴口罩

横批：谁都不听

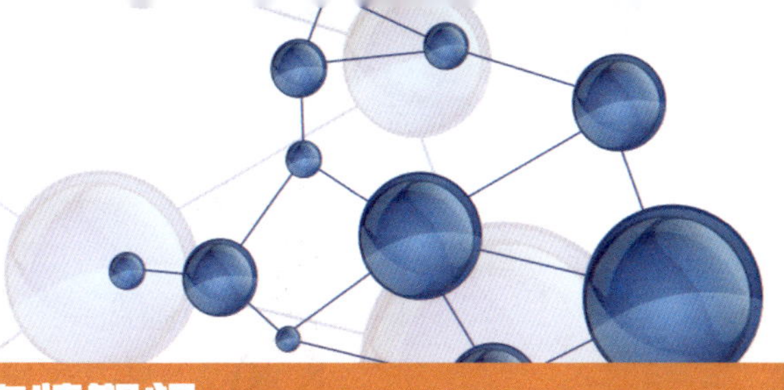

疫情期间，面对孩子我们可以做什么？

1 父母保持情绪稳定

孩子常常通过父母的情绪和行为来观察和体验这个世界，孩子非常在意父母对疫情的情绪反应及态度，也会不由自主地习得父母的应对方式。因此，在病毒肆虐的特殊时期，作为父母应及时觉察和调节自己的焦虑、恐惧等情绪，在孩子面前尽量呈现出稳定、积极而有力量的一面，这是帮助孩子建立安全感的基础。

2 规律、有序的生活

规律、有序的生活是保持心理内在稳定的重要前提。面对突如其来的疫情危机，我们首先需要做的是保持作息规律，生活有序而稳定，有意识地安排学习、室内锻炼、家务劳动、亲子游戏等。

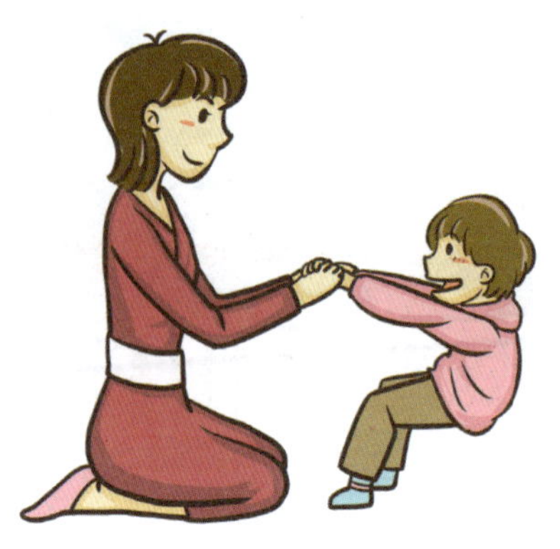

3 用孩子能理解的方式进行病毒健康教育

随着新冠肺炎疫情日益严峻，孩子们一定有很多的好奇和不解：为什么计划好的寒假旅游取消了？为什么我出门必须戴口罩？为什么爸爸妈妈和我都有这么长的假期？发生的这一切，我们该如何给孩子解释，既能不让孩子产生巨大恐惧，同时又得到孩子的理解和重视？关键在于我们需要以孩子能理解的方式，使用孩子的语言去传递信息，其中绘本是孩子特别容易理解和接受的方式之一。绘本以用图像语言讲故事的形式，帮助他们理解这个世界。小朋友也可以理解病毒、生病这些概念，学习用正确的态度去面对疫情，提高养成好习惯的意识，并更加理解父母的各种决定。父母可以和孩子一起阅读《给小朋友们的新型冠状病毒感染防护绘本》《一个叫新型冠状病毒的坏家伙的故事》等科学绘本。

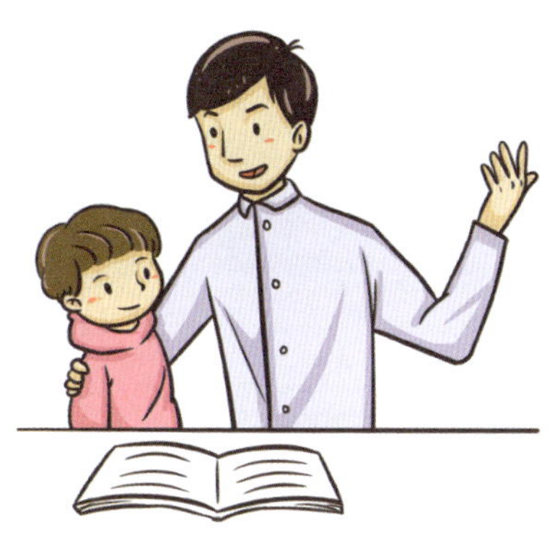

4 鼓励孩子表达情绪

鼓励孩子以他们习惯的方式表达自己的想法及情绪感受：利用假期时间和孩子一起阅读情绪绘本，帮助孩子识别和命名“害怕”“恐惧”“开心”等情绪；通过绘画涂鸦的方式帮助孩子表达内心的感受；允许孩子哭泣和表达恐惧，帮助他们认识到害怕和恐惧是正常的情绪反应。在特殊时期，需要花更多的时间陪伴孩子，给予关爱和照顾。